老年护理技能

指导用书

主　编　孙昌仙　裘　云
顾　问　石晓燕
参编人员　顾津源　刘志敏

南京大学出版社

序

　　《老年护理技能指导手册》是江苏经贸职业技术学院涉老专业校本教材,依据《国家职业技能资格标准 养老护理员》(2011年修订)、养老机构护理岗位能力需求和我校多年累积的老年护理教学经验来编排教材体系,由江苏经贸职业技术学院、江苏省中医院、南京市中医院的优秀教师共同参与编写,并邀请到在江苏省人民医院、江苏省中医院、无锡市人民医院、常州市第二人民医院的临床一线工作者对本教材内容的科学性和规范性进行了严格的审核,并给予了宝贵的修改建议。

　　本教材是一本实训技能指导手册,适合高职院校涉老专业护理教学使用,内容上紧贴《国家职业技能资格标准养老护理员》(2011年修订)要求,体现了"以职业活动为导向、以职业能力为核心"的指导思想,寓实践于课堂理论教学之中,全面提高学生实践能力,致力于培养实用型、技能型人才。操作技能流程编写以"护理程序"为框架注重实用性和可操作性,是一本规范涉老专业学生的老年护理技能训练的指导用书。本教材另一特色是在某些技能编写中增加了语言提示模板,作为范例,以期提高学生在护理工作中与老人的沟通能力。

　　本教材体现了涉老专业的护理课程特色,突出以"老人"为中心,视"老人"为整体护理观,以护理程序为工作方法,加强学生人文素养和为老服务的理念的培养,实施优质护理服务。

王国俊
2014 年 8 月

前　言

　　随着江苏省人口老年化进程加快、涉老专业学科的发展和养老理念发生变化，政府、社会、行业、企业和学校高度关注社会养老问题，养老机构也迫切需求专业性更强的新型养老服务人才加入来提升为老服务质量，创建服务品牌。

　　掌握老年护理知识和技能是养老护理员为老服务的基本功，是提高养老护理员队伍素质和养老机构护理质量的基础条件。老年护理工作是养老机构工作的重要组成部分，为了满足老人日益增长的照护需求，养老护理员在不断转变观念，提升服务水平，运用养老护理的知识与技能，努力为老人提供全方位的照护。

　　老年服务与管理专业是江苏经贸职业技术学院国家示范高职骨干建设专业，"老年护理与保健"课程是该专业的核心课程，因此老年护理技能是该专业学生应扎实掌握必备的核心技能之一。该教材的编写目的是规范该专业学生的老年护理技能操作，提升学生为老人服务质量。

　　本教材的编写特色是校企老师共同参与编写，突出以职业为本位，深入企业，确定教材体系，理论知识以"必须"和"够用"为度，重点突出实际操作技能。石晓燕和孙昌仙老师构建了本教材的目录体系；孙昌仙和顾津源老师编写了睡眠、饮食及排泄护理、急救护理、疾病护理和消毒传染隔离章节；裘云和刘志敏老师编写了清洁卫生护理、安全与保护护理、用药护理、生命体征监测、冷热疗法应用。

　　本书分为四个模块，分别为生活护理、基础护理、急救护理和老人常见疾病护理，重点强化三个基本思想：一是打牢基础，强化老年护理技能操作要点;二是拓宽知识面和强化学科人文精神,注重培养学生与老人沟通交流能力,力求培养学生良好的职业道德和职业情感,提升老年护理质量;三是适当增加深度,使其与其他层次的同类教材有所区别,注重强化学生为老服务能力的培养。

编　者

2014 年 8 月

目 录

特殊口腔护理

[目的]

保持老人口腔清洁、无异味、口唇湿润,维持生理功能。

[操作前准备]

1. 养老护理员准备

着装整齐、洗手、戴口罩

2. 老人准备

协助老人了解口腔护理的目的和方法,取舒适的体位。评估老人全身情况:病情、意识、自理能力、治疗用药情况;评估老人局部情况:观察口唇、口腔黏膜、牙龈、舌苔有无异常;口腔有无异味;牙齿有无松动,有无活动性义齿;评估老人自理能力,心理反应及合作程度。

3. 环境准备

环境温度和湿度适宜、宽敞整洁,床旁桌上无多余用物,方便放置口腔护理盘,以便操作。

4. 用物准备

口腔护理包(治疗碗、弯盘、棉球、弯血管钳、镊子)、生理盐水、压舌板、治疗巾、纱布(或餐巾纸)、棉签、带有吸水管的漱口杯、漱口液、石蜡油、手电筒(必要时备开口器)。

[实施]

操作流程	操作步骤	语言提示及操作要点
1 核对	• 携备齐用物至老人床边、核对床号姓名	"奶奶,您好,我东西准备好了,准备给您口腔护理了,请您配合我下好吗?"
2 体位	• 老人取侧卧位或仰卧位,头偏向一侧,面向养老护理员	"奶奶,我帮您把头侧一下,偏向我这边利于操作。"
3 铺治疗巾,放弯盘	• 取治疗巾围于颌下,弯盘放于口角边	• 防止污染床单元和衣服
4 漱口	• 嘱老人张口(昏迷老人使用开口器协助张口),协助老人用吸水管吸温开水漱口(昏迷老人禁忌漱口),口唇干裂时用湿棉签先湿润口唇	
5 评估口腔情况	• 用手电筒观察口腔情况,有活动性义齿的取下义齿	"奶奶,您有假牙么?我们先漱口,把嘴巴张开,检查一下您的口腔情况。您的口腔黏膜很完整,没有破损,稍微有点异味,做个口腔护理会感觉舒服些。"
6 打开口腔护理包	• 打开口腔护理包,倒入适量生理盐水,清点棉球的数量	"奶奶,我们现在开始操作了,如果有不舒服的告诉我。"
7 按顺序擦洗	• 嘱老人咬合上下牙齿,用压舌板撑开左侧颊部,夹棉球由内向外纵向擦洗牙齿左外侧面,同法擦洗对侧 嘱老人张口(用张口器协助昏迷老人张口),依次擦洗牙齿左上内侧面、左上咬合面、左下内侧面、左下咬合面、弧形擦洗左侧颊部,同法擦洗右侧 • 擦洗舌面、舌下及硬腭部	• 血管钳勿触及或损伤牙龈或口腔黏膜
8 再次漱口并观察口腔情况	• 擦洗完毕,协助老人用吸水管吸温开水漱口。吐入弯盘内,用纱布擦净口唇	"奶奶,擦洗好了,我们来漱口,把嘴巴张开,让我再次观察一下您的口腔情况,是不是感觉舒服些了。我帮你安置一个舒适的体位,床头铃在旁边,你有事就按铃叫我,我先处理物品。"

（续表）

操作流程	操作步骤	语言提示及操作要点
9 整理床单元	• 用手电筒检查口腔是否干净，溃疡者涂口腔溃疡散，口唇干裂者涂石蜡油 • 清点棉球数目，根据需要协助老人佩戴义齿	
10 终末处理、洗手记录	• 撤去弯盘，取下治疗巾，协老人取舒适卧位，整理床单位 • 按规定处理用物、洗手、脱口罩、做记录	

注意事项（口述）

1. 操作前室内停止清扫等工作，避免尘埃飞扬；如无菌物品已过期或不慎被污染，则不可使用；一套无菌物品只能供一个人使用，以防交叉感染。

2. 操作前后清点棉球个数，防止遗留在口腔内，堵塞呼吸道。

3. 擦洗时，每次夹取一个棉球，夹紧，棉球不宜过湿，以免因吸入溶液引起呛咳等意外。

4. 擦洗时动作要轻缓，以免碰伤黏膜及牙龈。

5. 昏迷、意识不清醒的老人禁止漱口，需用张口器时应从臼齿处放入，再慢慢撑开，不可强制撬开。

6. 对于长期使用抗生素的老人，应注意观察口腔有无真菌感染。

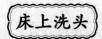

床上洗头

[目的]

1. 除去污秽和脱落的头发，使头发清洁，减少感染机会。

2. 按摩头皮，刺激头部血液循环，促进头发的生长和代谢。

[操作前准备]

1. 养老护理员准备

着装整齐、洗手并擦干双手

2. 老人准备

向老人讲解操作目的、方法及配合要点,取得其合作理解,按需给予便盆。评估老人的病情、生命体征的变化,询问老人清洁头发的习惯,头发卫生情况,观察有无虱及头皮损伤情况。

3. 环境准备

关闭门窗、拉好窗帘、环境温度和湿度适宜,调节室温至 24 ℃~26 ℃。

4. 用物准备

马蹄形垫、毛巾 2 条、浴巾、洗发液、梳子、水盆、水壶(水温 40 ℃~45 ℃)、污水桶,眼罩、棉球 2 个、别针,必要时备电吹风。

[实施]

操作流程	操作步骤	语言提示及操作要点
1 核对	• 备齐用物至老人床旁,核对	
2 体位	• 老人仰卧,上半身向床边,松开老人衣领向内反折,将毛巾围于颈部,用别针固定	
3 放马蹄形垫	• 将橡胶单及浴巾铺于枕上,枕垫于老人肩下,置马蹄形垫于老人后颈下,帮助老人颈部枕于马蹄形垫的突起处,头部置于水槽中,马蹄形垫的下端置于污水桶中	• 避免沾湿衣服和床铺 • 防止水流入眼及耳内
4 塞耳遮眼	• 用棉球塞两耳,眼罩遮盖双眼,散开头发	
5 试水温湿润头发	• 试水温,确定水温合适后,用温水充分湿润头发	
6 按摩头皮	• 倒洗发液于手掌,涂遍头发,由发际至脑后部反复揉搓,同时用指腹部轻轻按摩头皮	
7 冲洗泡沫	• 用温水冲洗泡沫至洗净为止	
8 擦干头发水分和面部	• 洗发毕,擦去头发上的水分,除去耳内棉花及眼罩,解下颈部毛巾,擦干面部,包住头发	

（续表）

操作流程	操作步骤	语言提示及操作要点
9 撤马蹄形垫	• 一手托住头部,一手撤去马蹄形垫置于污水桶内,将枕头从肩下移至头部	• 及时擦干头发,防止老人着凉
10 吹干头发梳发型	• 协助老人仰卧于床正中,枕于枕上,撤去毛巾,用干毛巾擦干头发 • 扣好衣领,用电吹风吹干头发	
11 取舒适体位	• 梳成老人喜欢的发型,取出浴巾及大橡胶单,协助取舒适卧位	
12 终末处理	• 整理床单位,清理用物	
13 洗手记录	• 洗手、记录	

注意事项（口述）

1. 随时观察并询问老年人的反应,如有不适停止操作。

2. 注意室温、水温的变化,及时擦干头发,防止老年人着凉。

3. 操作动作轻快,防止水流入眼、耳内或沾湿衣服、床单,发现沾湿要及时更换。

床上擦浴

[**目的**]

帮助不能进行沐浴的老人保持身体的清洁与舒适。

[**操作前准备**]

1. 养老护理员准备

着装整齐、洗手、戴口罩

2. 老人准备

向老人解释床上擦浴的目的、方法、注意事项及配合要点。评估老人的病情及皮肤卫生状况,生活自理能力或配合能力。

3. 环境准备

关闭门窗、拉好窗帘和屏风、环境宽敞整洁、温度和湿度适宜,调节室温至24 ℃~26 ℃。

4. 用物准备

盆 3 个,水桶 2 个,毛巾两条,大浴巾一块,浴皂,小剪刀,50% 乙醇,护肤用品(爽身粉、润肤剂),便盆,温水、水盆(内盛温水 40 ℃~45 ℃)毛巾、浴液、梳子、指甲剪、橡胶单、清洁衣裤、暖水瓶、污水桶等。

[实施]

操作流程	操作步骤	语言提示及操作要点
1 核对	• 备齐用物携至床旁,核对	• 嘱老人排便,必要时协助老人排便
2 体位	• 将老人身体移向床缘,尽量靠近养老护理员	
3 松开床尾	• 根据病情放下床头及床尾支架,松开床尾	
4 试水温	• 将脸盆放在床旁桌上,倒入温水 2/3 满 • 将浴巾平铺于头下,将毛巾做成手套状,包在手上	
5 按顺序洗脸及颈部	为老人洗脸及颈部,然后再用较干毛巾依次擦洗一遍 撤去浴巾	• 顺序为洗眼(由内眦向外眦擦拭)洗净额部,洗净鼻翼、面部,洗净口周围,洗净耳前、耳后,洗净颈前、颈后
6 按顺序清洗自颈部、肩部、上肢	• 为老人脱下上衣 在近侧手臂下铺上浴巾直至腋下 毛巾做成手套状,自颈部、肩部、上臂、前臂、边按摩边擦洗 撤去浴巾 按同法擦洗远侧上肢	• 先脱健侧 • 擦洗过程中注意保护伤口和各种管路;观察老人的反应,出现寒战、面色苍白、呼吸急促时应立即停止擦浴,给予恰当的处理

（续表）

操作流程	操作步骤	语言提示及操作要点
7 洗手	• 取出浴巾,将浴巾铺于床边,将脸盆放于床边小凳上 老人双手放于脸盆中,为老人洗手	• 注意洗净指缝,重新换水
8 擦洗胸部、腹部	• 被子向下反折于耻骨联合处 将浴巾平铺于老人身下,将毛巾做成手套状,自上而下擦洗胸部、腹部	
9 擦洗背部,臀部	• 协助老人侧卧,用浴巾盖好老人胸腹部,将毛巾做成手套状,依次擦洗背部,臀部	
10 擦洗下肢	• 向上卷起浴巾,协助老人平卧取出浴巾,将被子盖好 被子折叠至另一条腿上,暴露近侧一条腿,将浴巾铺于老人下肢下,将毛巾做成手套状,自上而下,边按摩边擦洗 撤去浴巾,用被子盖好病人,同法擦洗另一条腿	
11 洗脚	• 将浴巾平铺于床的下 1/3 处,再铺橡胶单,将水盆放在橡胶单上,两腿泡在水中,为老人洗脚,擦干双脚	
12 清洁会阴部	• 撤去浴巾及橡胶单,协助老人穿好上衣 换水后为老人清洁会阴部 协助老人穿好清洁裤子,为老人盖好被子	• 应先穿患侧 • 注意保护老人隐私,重新换水
13 按摩骨骼隆突部位	• 骨骼隆突部位擦洗后要用 50% 酒精按摩 • 梳头	
14 取舒适体位	• 取舒适体位,整理好床单位 • 撤去屏风,整理用物,开窗通风	• 需要时剪指甲和趾甲及更换床单
15 终末处理		
16 洗手记录	• 洗手记录	

注意事项（口述）

1. 态度认真，动作敏捷、轻柔，尽量减少对老年人的翻动。

2. 随时遮盖身体暴露部分，以防老年人受凉。

3. 及时调整水温、更换热水；清洗会阴部的水盆和毛巾要单独使用。

4. 操作中注意与老年人沟通并观察老年人的反应，如出现寒颤、面色苍白等情况，要立即停止擦浴。

5. 操作中注意节力，两脚可稍分开、身体重心降低；端水盆时，使水盆尽量靠近自己的身体。

协助老人淋浴

[目的]

保持老人皮肤清洁舒适。

[操作前准备]

1. 养老护理员准备

着装整齐、洗手

2. 老人准备

向老人讲解操作目的、方法及配合要点，取得其合作理解，并评估老人年龄、病情、体温、意识、局部皮肤情况、活动能力。

3. 环境准备

关闭门窗，环境温度（浴室温度以 24 ℃～26 ℃为宜）和湿度适宜、宽敞整洁。

4. 用物准备

沐浴设施（水温 40 ℃左右）、毛巾、浴巾、洗发液、清洁衣裤、梳子、座椅、防滑垫等。

[实施]

操作流程	操作步骤	语言提示及操作要点
1　核对	• 核对床号姓名、向老人解释，携用物至浴室内，询问老人用餐时间	• 沐浴应安排在饭后 1 小时，以免影响消化吸收

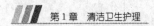

（续表）

操作流程	操作步骤	语言提示及操作要点
2　扶老人至浴室	• 搀扶老人至浴室内	• 行动不便者用轮椅送
3　调节水温	• 调节水温	• 40 ℃左右
4　脱去衣裤	• 协助老人脱去衣裤	• 肢体有障碍时,应先脱健侧,后脱患侧
5　为老人洗头		
6　清洗身体	• 用浴液和清水洗净面部、耳后、颈部、双上肢、胸部、腹部、背臀部、双下肢、会阴部、洗净后关闭水龙头	• 老人淋浴时间不宜过长,水温不宜过热,以免发生头晕等不适
7　擦干身体	• 搀扶老人站起,用毛巾(浴巾)尽快擦干其身体	• 随时询问和观察老人的反应,如有不适,应立即停止操作
8　更换清洁衣裤	• 让老人坐在椅子上,协助其更换清洁衣裤	• 肢体有障碍时,应先穿患侧,后穿健侧
9　协助老人回房间休息,处理用物	• 搀扶老人(或用轮椅运送)回床休息,取舒适体位、盖好被褥、整理用物,刷洗地面,换下的衣裤进行清洗处理、水温计消毒	
10　洗手记录	• 洗手、做记录	

注意事项（口述）

1. 浴室不要从内插门,以免发生意外时不能进入。可在门把手上悬挂示意标牌。

2. 浴室地面应放置防滑垫,以防老人滑倒。

3. 调节水温时,先开冷水,后开热水,避免老人烫伤。

促进老人睡眠的健康教育措施

[目的]

对老人进行健康教育,促进其睡眠。

[操作前准备]

1. 养老护理员准备

着装整齐、洗手

2. 老人准备

评估老人睡眠情况。

3. 环境准备

环境温度和湿度适宜、宽敞整洁。

[实施]

操作流程	操作步骤	语言提示及操作要点
1 核对	• 核对床号、姓名 • 评估睡眠情况	• "奶奶,您好,您晚上睡的怎么样啊?"
2 帮助养成良好的饮食习惯	• 晚餐不宜吃得太饱或太少,睡前不宜吃零食,不宜喝浓茶、咖啡等能使大脑兴奋的饮料	• "奶奶,我建议您晚上吃七八成饱,吃点清淡易消化的食物,晚上睡觉前不要吃零食了,最好不要喝浓茶、咖啡这些提神的饮料。"
3 帮助养成良好的生活习惯	• 午睡时间不宜太长,控制在30分钟至1小时之间,每天保持一定时间做力所能及的运动或活动等	• "奶奶,您午睡时间不要太长,最好控制在半个小时之内,不要超过一个小时,不然您晚上不容易入睡。您根据自己的体力和精

（续表）

操作流程	操作步骤	语言提示及操作要点
	• 饭后、睡前散步,睡前做好个人卫生,养成热水泡脚等良好的习惯 • 睡眠时穿宽松、柔软的内衣	力做一些运动,如散步、打太极拳,可以促进血液循环,适当的疲劳有助于睡眠。" • "另外睡前做好个人卫生,泡泡热水脚,睡觉的时候最好能穿棉质睡衣比较舒服点。" • "床头铃在旁边,您有事就按铃叫我。"

为老人布置睡眠环境

[目的]

为老人提供舒适的睡眠环境,改善老人睡眠质量。

[操作前准备]

1. 养老护理员准备
着装整齐、洗手
2. 老人准备
评估老人睡眠情况。
3. 物品准备
根据气候备棉被、床褥、毛毯等。

[实施]

操作流程	操作步骤	操作要点
1　核对	• 轻敲房门后进入房间,核对床号、姓名告知老人准备熄灯休息。向老人说明操作内容,以取得合作 • 评估睡眠情况	
2　询问需求	• 询问老人房间温湿度是否合适,有无需要帮助的地方	• 语言亲切,找出影响老人睡眠因素

11

（续表）

操作流程	操作步骤	语言提示及操作要点
3 布置睡眠环境	• 视需求,护理员关闭窗户,闭合窗帘 • 调节空调或暖气 • 协助老年人排便、洗漱完毕 • 检查准备床铺:检查有无渣屑,检查床铺硬度,铺好被褥,被褥松软适中,整理枕头至蓬松,依据老年人习惯调整高度,协助上床就寝,盖好被子,询问是否还有需求,及时满足 • 调节光线,开启地灯,关闭大灯 • 睡眠时穿宽松、柔软的内衣 • 轻轻退出房间,轻手关门	• 保持室内空气清新、流通 • 调节合适温度,夏天空调温度调至常温,温度过低会导致老人受凉,如感冒、胃肠不适等 • 枕头高度及软硬度合适 • 被褥薄厚不适宜

注意事项（口述）

1. 卧室适当通风换气,避免空气混浊或异味影响睡眠。
2. 被褥薄厚随季节调整。
3. 枕头高度及软硬度适中。

协助卧床老人喂饭

[目的]

协助老人进食。

[操作前准备]

1. 养老护理员准备

着装整齐、洗手

2. 老人准备

询问老人是否大小便、是否饥饿,协助老人洗净双手、带上义齿,如果需要餐前服药,协助服药。

3. 环境准备

环境温度和湿度适宜、宽敞整洁,无异味。

4. 物品准备

餐具(碗、筷、汤匙)、食物、毛巾、纸巾(毛巾)、小桌、污物杯。

[实施]

操作流程	操作步骤	操作要点
1 核对	• 核对床号姓名、携备齐用物至老人床边	
2 体位	• 协助老人合适体位	• 轮椅坐位(下肢功能障碍或行走无力老年人) • 床上坐位(下肢功能障碍或行走无力老人):将靠垫或软枕垫于老人后背及膝下

（续表）

操作流程	操作步骤	操作要点
		• 半卧位（完全不能自理老人）床头抬高 30°～45° • 侧卧位（完全不能自理老人）一般采用右侧卧位，肩背部垫软枕
3　协助进餐	• 把食物及餐具放在餐桌上 • 鼓励老人自行进餐 • 对于不能自行进食老人，由护理员喂饭	• 嘱咐老人上身坐直并稍向前倾，头稍下垂 • 细嚼慢咽，尽可能不要边进食边讲话，以免发生呛咳 • 喂食前，用手触及碗壁感受下食物的温度 • 食物量为汤匙的 1/3
4　操作后处理	• 协助进餐后漱口或刷牙 • 用纸巾或毛巾擦净嘴唇 • 整理床单位 • 再次核对老人的床号和姓名 用过的纸巾和手套丢入黄色医疗垃圾箱 弯盘和治疗盘消毒	• 嘱咐老人餐后不要立即平卧，保持就餐体位 30 分钟后再卧床休息
5　终末处理	• 将餐具、毛巾清洗消毒，食物残羹丢入垃圾箱 • 洗手、做记录	

注意事项（口述）

1. 食物温度适宜。温度太高会烫伤口腔和食管，太低会引起胃肠不适如腹痛、腹泻等。

2. 进餐结束后不要立即平卧防止食物反流。

3. 对咀嚼或吞咽困难的老年人，可将食物搅成糊状。

4. 进食中发现呛咳、噎食，立即急救处理通知医护人员。

协助卧床老人喂水

[目的]

协助老人喂水。

[操作前准备]

1. 养老护理员准备
着装整齐、洗手

2. 老人准备
协助老人洗净双手,询问有无特殊要求。

3. 环境准备
环境温度和湿度适宜、宽敞整洁,无异味。

4. 物品准备
茶杯或小水壶装 1/2~1/3 满的温开水、吸管、汤匙、小毛巾或纸巾。

[实施]

操作流程	操作步骤	操作要点
1 核对	• 核对床号姓名、携备齐用物至老人床边	
2 体位	• 协助老人合适体位	• 轮椅坐位(下肢功能障碍或行走无力老年人) • 床上坐位(下肢功能障碍或行走无力老人):将靠垫或软枕垫于老人后背及膝下 • 半卧位(完全不能自理老人)床头抬高 30°~45° • 侧卧位(完全不能自理老人)一般采用右侧卧位,肩背部垫软枕
3 协助进水	• 鼓励老人手持水杯或借助吸管饮水 • 对于不能的自理老人无法进行吸管饮水,用汤匙喂水	• 嘱咐老人上身坐直并稍向前倾,头稍下垂 • 小口进水,以免发生呛咳 • 喂水前,用手触及杯壁感受下水的温度 • 水盛装汤匙的 1/2~2/3 满为宜

（续表）

操作流程	操作步骤	操作要点
4 操作后处理	• 用纸巾或毛巾擦净嘴唇 • 整理床单位 • 再次核对老人的床号和姓名	• 嘱咐老人餐后不要立即平卧，保持就餐体位 30 分钟后再卧床休息
5 终末处理	• 餐具毛巾清洗消毒 • 洗手、做记录	

注意事项（口述）

1. 开水凉温后再递交老年人手中或进行喂水，防止烫伤。

2. 饮水后不能立即平卧，防止食物反流。

3. 对不能自理老人每日分次定时喂水。

胃管灌食护理技术

［目的］

1. 对不能自行经口进食患者通过鼻胃管喂食食物和药物，以维持老人营养和治疗的需求。

2. 适用人群：昏迷老人、口腔疾患或口腔手术后老人、上消化道肿瘤等引起吞咽困难老人、不能张口老人。

［操作前准备］

1. 养老护理员准备

着装整齐、洗手、戴口罩

2. 老人准备

评估老人的病情、意识、鼻腔通畅程度、胃管插入深度、心理状态及合作程度、解释操作目的。

3. 环境准备

环境温度和湿度适宜、宽敞整洁，无异味。

4. 物品准备

治疗盘内备：饮食单、治疗巾（毛巾）、治疗碗、压舌板、无菌纱布、50 mL 注射器、胶布、夹子、止血钳、别针、听诊器、手电筒、弯盘、温开水、鼻饲液（≤200 mL，温度 38 ℃～40 ℃）。

[实施]

操作流程	操作步骤	操作要点
1　核对	• 核对床号姓名、携备齐用物至老人床边	• "奶奶,您好,到吃饭时间了,你现在饿吗? 我等会给你喂一点东西吃。"
2　体位	• 抬高床头 30°～50°,颌下铺毛巾	• "奶奶,帮你把床头抬高,防止给你打食物的时候反流。" • 防止喂食引起反流 • 防止弄脏衣服
	• 打开胃管末端,用无菌纱布包裹将胃管反折 • 打开胃管盖帽,将注射器连接胃管 • 确认胃管是否在胃内	• 确认胃管一端在胃内的方法 ① 在胃管的末端连接注射器抽吸能抽出胃液 ② 置听诊器于患者胃部,快速经胃管向胃内注入 10 mL 空气,听到气过水声 ③ 将胃管末端置于盛水的碗中,无气泡逸出
3　注温开水	• 注入少量温开水	• "奶奶,我先给你打点温开水,冲下导管啊。" • 注入温开水润滑管腔,防止食物黏附于导管壁
4　注鼻饲液		• "奶奶,我给你喂东西了" • 将鼻饲液少量滴在自己的手的腕部,以感觉温热、不烫手为宜
	• 测试鼻饲液温度 • 缓慢注入鼻饲液或药液	• 每次鼻饲液不超过 200 mL,温度 38 ℃～40 ℃,间隔时间为 2 小时以上 • 每次打开胃管盖帽,应反折胃管末端,避免空气进入引起胃胀 • "奶奶,我再给你打点温开水冲冲管。"

操作流程	操作步骤	操作要点
5　再次注入温开水	• 再注入少量温开水	• 冲净胃管,防止鼻饲液积存于管腔中变质造成胃肠炎或堵塞管腔
6　处理胃管末端	• 将胃管末端反折,盖好胃管末端的盖帽,可用纱布包裹好胃管末端,用橡皮筋扎紧或夹子夹紧,用别针固定于枕头或衣领	
7　终末处理	• 协助老人清洁鼻孔、口腔 • 整理床单位 • 嘱咐老人维持原卧位 20～30 分钟 • 洗净鼻饲用的注射器,放于治疗盘内,用纱布盖好备用 • 治疗巾、治疗碗清洗消毒 • 洗手、脱口罩、做记录	• 防止食物反流

注意事项(口述)

1. 每次鼻饲量不超过 200 mL,温度 38 ℃～40 ℃。

2. 每次鼻饲前应证实胃管在胃内且通畅,并用少量温水冲管后再进行喂食,鼻饲完毕后再次注入少量温开水;防止鼻饲液凝结。

3. 鼻饲过程中须用药物时,应将药物研碎,溶解后灌入;新鲜果汁与奶液应分别注入,防止凝块。

4. 长期鼻饲者每天进行两次口腔护理,用物应每天更换消毒,并定期更换胃管。

第4章
排泄护理

帮助老人正常如厕

[目的]

帮助半自理老人正常如厕。

[操作前准备]

1. 养老护理员准备

仪表整洁,修剪指甲,洗手、戴口罩

2. 老人准备

询问老人是否需要排便,评估老人自理程度选择轮椅推行或搀扶方式。

3. 环境准备

卫生间宽敞、明亮、通气良好、地面干燥。

4. 物品准备

卫生间有坐便器及扶手设施、卫生纸,必要时床旁备坐便椅。

[实施]

操作流程	操作步骤	操作要点
1 核对	• 核对床号姓名 • 评估老人选择何种方式进入卫生间	
2 协助进入卫生间 **轮椅方式**	• 将老人移向床边 • 将枕头移向近侧,左手托住肩部,右手托住老人髋部,将上半身移向床边;左手托住老人髋部,右手托住腘窝处,将下半生移向床边	• 适用于体力差、行走很不方便的老人 • 移动老人的时候,将老人身体抬起不要在床上拖拉

操作流程	操作步骤	操作要点
	• 协助老人坐起 • 嘱老人双手环绕护理员颈部,双手扶老人肩部协助老人沿自然坐起的运动曲线坐起 • 左手扶老人肩部,右手托起膝部,沿臀部为轴心,缓慢将老人向床近侧旋转90°,使老人脚着地 • 嘱咐老人双手臂环绕颈部,养老员自身膝盖抵住老人膝盖,环抱其腰部,协助老人站起移布至轮椅旁坐下,用轮椅护送至卫生间	
搀扶老人	• 协助老人站起 • 老人健侧持手杖,护理员手支拖老人腋下协助行走至卫生间	• 适用于体力尚可、行走较不方便的老人
3 协助如厕	• 协助老人转身面对护理员,嘱其扶住坐便器旁的扶手 • 一手搂抱老人腋下(或腰部),另一手协助老人脱裤(或老人自己脱裤) • 双手环抱老人腋下,协助其缓慢坐于坐便器上 • 老人便后自己擦净肛门、穿裤或护理员协助	• 护理员可根据老人情况,是否需要观察老人排便过程中病情变化
4 整理	• 按压坐便器开关冲水 • 协助老人回卧室休息 • 卫生间开窗通风	

注意事项（口述）

1. 房间靠近卫生间,方便老年人如厕。
2. 坐便器旁安装把手或保护装置,方便老人坐下和站起。
3. 地面保持清洁、干燥,以免老人滑到,老人最好穿防滑拖鞋。

帮助卧床老人使用便盆

[目的]

适用于体力虚弱、行动不便的卧床老人。

[操作前准备]

1. 养老护理员准备

仪表整洁,修剪指甲,洗手戴口罩

2. 老人准备

询问老人是否需要排便,取得老人合作。

3. 环境准备

拉窗帘,必要时用屏风遮挡,做好隐私保护;环境整洁,温湿度适宜。

4. 物品准备

便盆、一次性护理垫、卫生纸、屏风。必要时备温水、水盆、毛巾。

[实施]

操作流程	操作步骤	操作要点
1　核对	• 核对床号姓名 • 评估老人是否有便意,取得合作 • 携带物品至老人床边	• 提醒老人定时排便,养成定时排便的规律
2　放置便盆 仰卧位放置便盆法	• 协助老人取仰卧位,脱裤子至膝盖 • 叮嘱老人屈膝,一手托起老人臀部,另一手将一次性护理垫垫于其臀下 • 用同样的方法,将便盆置于老人臀下	• 防止老年人排尿溅湿盖被
侧卧位放置便盆	• 协助老人脱裤至膝盖,然后面向护理员翻身侧卧 • 将一次性护理垫垫于老人臀部及腰下,将便盆扣于老人臀部 • 协助老人恢复平卧位 • 在会阴部覆盖一张一次性护理垫或卫生纸 • 给老人盖好被子,嘱其放松排便	• 注意保暖和隐私保护 • 老人排便时,护理员注意观察老人病情

（续表）

操作流程	操作步骤	操作要点
3 撤去便盆	• 用上述方法,撤去便盆 • 取卫生纸为老人擦净肛门 • 撤去一次性护理垫	
4 整理	• 协助老人取舒适体位,穿好裤子,盖好被子 • 开窗通风,观察、倾倒粪便 • 一次性护理垫丢入黄色感染性医疗垃圾箱 • 消毒便盆,晾干备用 • 洗手脱口罩	• 必要时用温水清洗肛门及会阴部并擦干

注意事项（口述）

1. 使用便盆前检查便盆是否洁净完好。
2. 避免长时间暴露老人身体,导致老人受凉,注意隐私保护。
3. 便盆及时倾倒,清洗、消毒、晾干。
4. 观察便盆里的粪便性状,做好记录。

为便秘老人进行直肠栓剂给药

[目的]

缓解老人便秘症状。

[操作前准备]

1. 养老护理员准备
仪表整洁,修剪指甲,洗手戴口罩

2. 老人准备
评估老人最近排便情况、肛门及周边的皮肤,解释操作目的,取得合作。

3. 环境准备
拉窗帘,必要时用屏风遮挡,做好隐私保护;环境整洁、温湿度适宜。

4. 物品准备
直肠栓剂一枚(是否在有效期内,包装完好)、一次性手套一双、手纸数张、

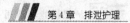

弯盘。

[实施]

操作流程	操作步骤	语言提示及操作要点
1 核对	• 核对床号、姓名 • 评估老人最近排便情况、肛门及周边的皮肤,解释操作目的,取得合作	• 肛周黏膜红肿、疼痛、破溃等暂时禁用直肠栓剂 • "奶奶,您好,您最近几天解一次大便啊? 让我看看你肛门和周边皮肤怎么样? 等一会我要从你肛门里塞一个药,可以帮助你解出大便,请您配合我一下,好吗?"
2 摆体位	• 携物品至老人床边 • 协助老人取左侧卧位,膝部弯曲,协助将裤子脱至臀部以下,暴露肛门 • 在老人臀下垫几张卫生纸	• "奶奶,我帮你先帮你翻个身,腿弯起来,把裤子脱一下,冷不冷啊?" • 以防弄脏床单
3 塞药	• 戴手套,持直肠栓剂,嘱老人张口深呼吸、勿屏气、全身放松 • 将栓剂插入肛门,并用食指将栓剂沿肠壁朝脐部方向送入 3~4 厘米 • 栓剂插入后,嘱老人保持侧卧位 15 分钟,防止药液融化后渗出或栓剂滑脱出肛门外	• "奶奶,我往你肛门里塞药了,你大口呼吸,放松,有什么不舒服告诉我。" • "奶奶,你保持这个体位 15 分钟,等药慢慢被肠道吸收,发挥作用。"
4 整理用物	• 协助老人擦净肛门,取舒适体位 • 整理床单位,询问观察老人,无不适后放可离开 • 将卫生纸和一次性手套丢入黄色感染性医疗垃圾箱;药物包装袋丢入黑色袋垃圾箱 • 洗手脱口罩,做记录	• "床头铃在旁边,你有事就按铃叫我。"

注意事项(口述)

1. 老人因便秘易影响情绪和休息,养老护理员应向老人耐心做好解释工作。

2. 直肠栓剂给药时,护理员若指甲过长应修剪,给药时动作应轻柔避免损伤老人的直肠黏膜。

3. 用药后应注意询问观察老人有无不适,若有不适及时向医生护士汇报。

开塞露使用

[目的]

缓解老人便秘症状。

[操作前准备]

1. 养老护理员准备
仪表整洁,修剪指甲,洗手,戴口罩
2. 老人准备
评估老人最近排便情况、肛门及周边的皮肤,解释操作目的,取得合作。
3. 环境准备
拉窗帘,必要时用屏风遮挡,做好隐私保护;环境整洁、温湿度适宜。
4. 物品准备
开塞露一支(是否在有效期内,包装完好)、一次性手套一双、手纸数张、弯盘、便盆、一次性护理垫。

[实施]

操作流程	操作步骤	语言提示及操作要点
1 核对	• 核对床号、姓名 • 评估老人最近排便情况,肛门及周边的皮肤,解释操作目的,取得合作 • 携物品至老人床边	• 肛周黏膜红肿、疼痛、破溃、肛裂等暂时禁用开塞露
2 摆体位	• 协助老人取左侧卧位,膝部弯曲,协助将裤子脱至臀部以下,暴露肛门 • 在老人臀下垫一次性护理垫	• 以防弄脏床单

(续表)

操作流程	操作步骤	语言提示及操作要点
3　注入药液	• 用剪刀剪开盖帽 • 戴手套,左手分开老人臀部,右手持开塞露塑料壳球部,挤出少量药液润滑开塞露前段及肛门口 • 再将开塞露细管部分沿直肠壁插入肛门内,嘱老人张口深呼吸、勿屏气、全身放松,用力挤压开塞露球部,将药液全部挤入肛门内 • 退出开塞露塑料壳,同时左手用卫生纸按压肛门5分钟	• 刺破或剪开后的注药导管的开口应光滑,以免擦伤肛门或直肠 • 润滑开塞露细管开端,减少肛门内擦伤和老人不适
4　整理用物	• 叮嘱老人保持原体位10分钟再进行排便 • 整理床单位,询问观察老人,无不适后放可离开 • 将一次性护理垫和一次性手套丢入黄色袋感染医疗垃圾箱;药物包装袋丢入黑色袋生活医疗垃圾箱 • 洗手脱口罩,做记录	• 老人若主诉有便意时,指导其深呼吸,提肛(收紧肛门)

注意事项(口述)

1. 使用开塞露前,检查开塞露前段是否圆润光滑,以免损伤肛门周围组织。
2. 患有痔疮的老年人使用开塞露前,操作应轻缓并充分润滑。
3. 开塞露不可长期使用,若使用无效果,停止使用需就医接受其他治疗改善便秘症状。

为留置导尿管的老人更换集尿袋

[目的]

帮助留置导尿管的老人更换集尿袋,减少尿路感染,促进老人舒适。

[操作前准备]

1. 养老护理员准备
仪表整洁,修剪指甲,洗手,戴口罩

2. 老人准备

向老人解释操作目的和方法,取得合作,并询问有无不适,评估老人会阴状况、病情、自理能力及合作程度。

3. 环境准备

拉窗帘,必要时用屏风遮挡,做好隐私保护;环境整洁、温湿度适宜。

4. 物品准备

碘伏(在有效期内);换药碗包(在有效期内,包布无破损潮湿,消毒指示带变色),包含治疗碗两个、弯盘一个、血管钳两把、镊子一把、棉球、纱布;集尿袋(在有效期内,包装完好);一次性护理纸垫、棉签(在有效期内);无菌纱布若干、PE 或橡胶手套一双、手消毒液。

[实施]

操作流程	操作步骤	语言提示及操作要点
1 核对	• 核对床号、姓名 • 评估老人会阴部情况,尿液颜色、性状、尿量,解释操作目的,取得合作 • 携物品至老人床边	• 观察会阴部有无异味和分泌物等
2 摆体位	• 松开床尾盖被,协助老人脱去对侧裤腿,盖在近侧腿部,并盖上浴巾,对侧腿用盖被遮盖 • 老人取仰卧屈膝卧位,双腿外展,暴露会阴 • 在老人臀下垫一次性护理垫	• 注意保暖和隐私保护 • 充分暴露会阴,便于操作 • 防弄脏床单
3 打开换药碗包	• 打开换药碗包,向其中一个盛有无菌棉球治疗碗里加入碘伏 • 将弯盘靠近老人会阴部	
4 消毒会阴和导尿管	• 消毒顺序如下: • 环绕导尿管一周消毒尿道口 • 消毒对侧和近侧小阴唇 • 消毒对侧和近侧大阴唇 • 消毒阴阜 • 再环绕导尿管一周消毒尿道口 • 消毒阴道和肛门 • 消毒导尿管(两遍)	• 一个棉球只能消毒一个部位

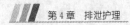

（续表）

操作流程	操作步骤	语言提示及操作要点
4　分离导尿管和集尿袋	• 用止血钳夹住留置尿管开口上端3～5厘米处,用纱布包裹接头处,分离导尿管和集尿袋 等导尿管残余尿液流尽放入干燥治疗碗里 将集尿袋丢入污物桶里	• 防尿液溢出导管,弄脏床单位
5　消毒导尿管末端	• 换一双手套 • 取蘸有碘伏棉签先消毒导尿管末端外口,再消毒内口,各消毒两次 • 消毒集尿袋上的导管末端 • 再将导尿管末端和集尿袋的导管末端连接	• 棉签螺旋消毒
6　整理	• 将集尿袋固定于床的一侧,将集尿袋和引流管固定床旁,长度以够老人翻身为宜	• 集尿袋固定位置比膀胱低,以防尿液逆流,引起感染 • 保持导管引流通畅,避免扭曲,受压
7　终末处理	• 撤去一次性护理垫 • 帮助老人整理好床单位,交代注意事项 • 观察撤去的集尿袋中尿液 • 将护理垫和棉球及棉签丢入黄色感染性医疗垃圾箱 • 镊子、血管钳、治疗碗、包布消毒 • 洗手、脱口罩、做记录	

注意事项（口述）

1. 集尿袋应每日更换及时倾倒尿液,集尿袋固定位置比膀胱底,以防尿液逆流,引起尿路感染。

2. 注意老人保暖和隐私保护。

3. 观察老人尿液颜色和性质。

4. 消毒导管末端时,注意无菌原则。

5. 避免导管扭曲、受压,以防尿液引流不畅。

手杖使用

[目的]

指导老人正确使用手杖。

[操作前准备]

1. 养老护理员准备

着装整齐、洗手

2. 老人准备

向老人解释正确使用手杖的重要性,评估老人的身体情况。

3. 环境准备

环境温度和湿度适宜、宽敞整洁平坦。

4. 用物准备

手杖

[实施]

操作流程	操作步骤	语言提示及操作要点
1 选用合适的手杖和鞋	• 手杖的长度是手臂下垂时从地面到手腕的高度,选择质地柔软的服装和舒适的防滑鞋	
2 挂手拐在平地上行走	• 两脚并拢,重心移到健侧脚上,把手杖向前拐出一步远; 向前迈出患侧脚放平在地面上; 重心缓慢移到患侧脚上; 手杖支撑,健侧脚前移,两脚并拢。 然后开始下一个循环	• 最初训练平地练习室时可以按照"手杖—患侧—健侧"顺序练习

（续表）

操作流程	操作步骤	语言提示及操作要点
3　上下台阶或楼梯	• 上台阶时，首先把手杖放在上一个台阶上，先上健侧脚，移重心在健侧脚上，再跟上患侧脚 • 下台阶时，手杖先放在下一个台阶上，先下患侧脚，再跟下健侧脚	
4　过障碍物	• 尽可能靠近障碍物，手杖拄到障碍物前方，先迈患侧腿，调整重心后，再跟迈健侧腿，与患侧腿并拢	
5　协助老人行走	• 老人健侧持手杖，养老护理员从后方把手伸入老人腋窝下，拇指放在腋窝后，用手支持托住患侧腋下，手背按住胸廓固定	

注意事项（口述）

1. 无论向哪一个方向移动，都要先移动手杖，调整好重心后再移动脚步。
2. 手杖要与老人自行步调协调。
3. 道路不平整时不宜使用手杖，移动距离较长时候最好使用轮椅。

轮椅使用

［目的］

护送不能行走但能坐起的老人入院、出院、检查、治疗或室外活动。帮助老人下床活动，促进血液循环和体力恢复。

［操作前准备］

1. 养老护理员准备
着装整齐、洗手

2. 老人准备
向老人解释轮椅运送的目的、方法及注意事项，取得其合作理解，并评估老人活动能力、体重、意识状态、病情与躯体活动能力，治疗以及各种管路情况等。

3. 环境准备

环境宽敞整洁、移开障碍物、温度和湿度适宜。

4. 用物准备

轮椅

[实施]

操作流程	操作步骤	语言提示及操作要点
1 检查轮椅性能	• 备齐用物,检查轮椅的性能,保证安全	
2 核对	• 推轮椅至床旁,核对床号及姓名	
3 协助排便	• 协助老人排便、排尿,妥善固定各引流管	
4 摆放轮椅	• 椅背与床尾平齐,椅面向床头或呈30°~45°	• 轮椅靠近老年人身体健侧
5 固定车闸	• 固定车闸,翻起脚踏板	
6 协助老人坐于轮椅中	• 扶老人坐于床缘,协助穿外衣、鞋。若病情允许,老人可自行坐入轮椅,需协助时,嘱老人将双手置于养老护理员肩上,养老护理员双臂伸入老人肩下或腰部,协助其慢慢下床,并以养老护理员身体为轴转动、顺势平稳地将老人移到轮椅(椅子)上	• 注意保暖 • 老人坐不稳或轮椅下斜坡时,用束腰带保护。下坡时,倒转轮椅,使轮椅缓慢下行;过门槛时,翘起前轮,避免大震动,老人头及背部应向后靠。如有下肢水肿、溃疡或关节疼痛,可使脚踏板抬起,并垫软枕
7 翻下脚踏板	• 翻下脚踏板,让老人双脚置于踏板上	
8 注意安全	• 老人手扶轮椅扶手,坐于轮椅中,尽量向后靠。松闸后推老人至目的地,推行时注意病情观察	
9 下轮椅	• 将轮椅推至床尾,老人面向床头,固定车闸,翻起脚踏板。协助老人坐回床缘(让老人将双手放于养老护理员肩上,养老护理员双手环抱老人腰部,用膝顶住老人膝部,协助老人慢慢转向床缘)。协助老人脱去鞋和外衣,取舒适体位	

（续表）

操作流程	操作步骤	语言提示及操作要点
10 整理床单元	• 整理床单位,轮椅放回原处	
11 洗手记录	• 洗手、做记录	

注意事项（口述）

1. 养老护理员操作过程中态度认真,动作轻稳。
2. 保证老年人安全及舒适体位,注意观察老年人病情变化。
3. 保持各种治疗措施安全、畅通。

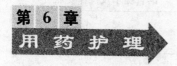

为老人真菌感染涂药

[目的]

缓解老人感染部位症状,减轻老人的痛苦。

[操作前准备]

1. 养老护理员准备
着装整齐、洗手、戴口罩

2. 老人准备
向老人讲解操作目的、方法及配合要点,取得其合作理解,并评估老人感染部位的情况。

3. 环境准备
关闭门窗、拉好窗帘和屏风、遣走异性陪客,环境温度和湿度适宜、宽敞整洁。

4. 用物准备
给药单、药物(23%克霉唑霜、1%益康唑霜、10%冰醋酸溶液)、棉签、污物杯。

[实施]

操作流程	操作步骤	语言提示及操作要点
1 核对	• 核对床号姓名、携备齐用物至老人床边	• "奶奶,您好,我东西准备好了,准备给你涂药了,请您配合我下好吗?"
2 体位	• 协助老人取坐位或卧位	• "奶奶,等会我就给您涂药了,您是想坐着,还是躺着?"

操作流程	操作步骤	语言提示及操作要点
3　核对药物	• 核对给药单，选择药物	
4　清洁患部	• 协助老人清洁患部	
5　涂药	• 用棉签蘸药膏均匀涂患部 嘱老人尽量避免碰触患处（口述）	• "奶奶，我现在给您涂药，您尽量避免碰触到涂药的部位，防止弄脏您的衣服。"
6　安置体位	• 涂药完毕，协助老人舒适体位，整理床单位、撤去用物、再次核对床号、姓名	• "奶奶，药已经涂好了，您感觉怎么样？"
7　终末处理	• 药物外壳丢入到黑色袋垃圾箱，用过的卫生纸和手套丢入黄色袋垃圾箱	• 在用药单上填写养老护理员姓名及时间
8　洗手记录	• 洗手、脱口罩、做记录	

注意事项（口述）

1. 老人患手足癣，常有不同程度瘙痒，不但影响老人情绪和休息，又因搔抓而加重病损，养老护理员应向老人耐心做好解释工作。

2. 皮损部位常有分泌物、脱屑，加上外涂药物易污染衣裤，应及时更换衣裤、床单等。

3. 告知老人做好个人卫生，不使用公共毛巾、浴盆等。

4. 涂药后应注意观察局部反应、用药后效果及时向医生护士反应。

第 7 章

冷热疗法应用

冰袋使用

[目的]

降温，缓解老人发热症状。

[操作前准备]

1. 养老护理员准备

着装整齐、洗手、戴口罩

2. 老人准备

向老人讲解操作目的、方法及配合要点，取得其合作理解，问二便，并评估老人年龄、病情、需放置冰袋部位的皮肤、自理能力、合作程度、对冷的敏感性和耐受性。

3. 环境准备

环境温度和湿度适宜、宽敞整洁，视情况是否关闭门窗、拉好窗帘和屏风。

4. 用物准备

根据冰敷的部位选择合适的冰袋、冰袋套或毛巾。

[实施]

操作流程	操作步骤	语言提示及操作要点
1 备冰块	• 用水冲去冰块的棱角	
2 装冰块	• 将冰块装入合适的冰袋中 • 检查：用毛巾擦干冰袋，倒提，检查有无漏水 • 套上大小合适的布套	

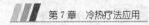

操作流程	操作步骤	语言提示及操作要点
3 核对	• 核对床号姓名、携备齐用物至老人床边 • 协助老人取舒适体位	
4 放置	• 根据病情放置所需要的部位,时间不超过 30 分钟	• 治疗时间不超过 30 分钟,如为降温,使用后 30 分钟测体温,体温降至 39 ℃以下,取出冰袋。不得在放置冰袋的腋下测量体温
5 观察	• 密切观察老人病情及体温变化,冰袋有无漏水、布套潮湿或冰块融化时应及时更换	• 若有寒战、局部皮肤苍白、青紫或有麻木感,须立即停止使用
6 撤冰袋		
7 安置体位	• 协助老人取舒适体位,整理床单位,再次核对床号、姓名	
8 终末处理	• 冰袋用后倒空冰水、倒挂晾干,吹入少量空气,扎紧袋口备用 • 布袋、毛巾、盛水容器清洗	
9 洗手记录	• 洗手、记录	• 记录所用部位、时间、效果、反应;降温后的体温绘制在体温单上

注意事项（口述）

1. 用冷禁忌部位:枕后、胸面、腹部、足底、阴囊（男性）。

2. 高热降温置冰袋于面额、头顶或体表大血管流经处;扁桃体摘除术后将冰袋放于颈面颌下。

3. 冰袋外必须加套,严禁直接接触老人皮肤。

热水袋使用

[目的]

温暖老人被窝等。

[操作前准备]

1. 养老护理员准备

着装整齐、洗手

2. 老人准备

向老人讲解操作目的、方法及配合要点,取得其合作理解,并评估老人年龄、病情、体温、意识、局部皮肤情况、活动能力。

3. 环境准备

视情况关闭门窗、拉好窗帘和屏风、环境温度和湿度适宜、宽敞整洁。

4. 用物准备

治疗盘内备:热水袋及套、水温计、毛巾。

治疗盘外备:盛水容器、热水(老人使用时,水温低于 50 ℃)。

[实施]

操作流程	操作步骤	语言提示及操作要点
1 备热水	• 用水温计测水温	• 老人神经末梢反应迟钝,水温低于 50 ℃
2 灌热水	• 灌水:放平热水袋、去塞,一手拿热水袋,一手灌水。灌水至 1/2～1/3 满 • 排气:热水袋缓慢放平,排除空气,用盖拧紧 • 检查:用毛巾擦干热水袋,倒拿,看是否有水流出袋口 • 套上大小合适的布套	• 边灌边提高热水袋,以防水溢出 • 检查热水袋有无漏水、破损 • 防烫伤,增加舒适度
3 核对	• 核对床号姓名、携备齐用物至老人床边	

（续表）

操作流程	操作步骤	语言提示及操作要点
4 放置	• 放置所需要的部位，袋口朝身体外侧，时间不超过 30 分钟	• 以防热水漏出烫及身体 • 超过 30 分钟会发生继发效应
5 观察	• 观察用热的效果、老人的反应	• 观察皮肤有无发红、疼痛、主动询问老人的感受
6 安置体位	• 协助老人舒适体位，整理床单位、撤去用物，再次核对床号、姓名	
7 终末处理	• 水温计、治疗盘消毒 • 热水袋倒空倒挂晾干塞好塞子，放在阴凉处 • 布袋、毛巾、盛水容器清洗	
8 洗手记录	• 洗手、做记录	

注意事项（口述）

1. 养老员要在操作前要检查热水袋有无破损，塞子和热水袋口是否能拧紧，以防漏水烫伤。

2. 炎症部位热敷，热水袋灌 1/3 满，以免压力过大，引起疼痛。

3. 主动与老人沟通询问老人感受，定时检查老人热敷部位皮肤情况。

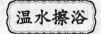
温水擦浴

［目的］

为老人消炎、消肿、镇痛等。

［操作前准备］

1. 养老护理员准备

着装整齐、洗手

2. 老人准备

向老人讲解操作目的、方法及配合要点，取得其合作理解，并评估老人年龄、病情、体温、意识、局部皮肤情况、活动能力。

3. 环境准备

环境宽敞整洁、温度和湿度适宜,关闭门窗、拉好窗帘和屏风遮挡。

4. 用物准备

面盆内盛 32 ℃～34 ℃温水半盆、水温计、小毛巾或纱布 2 块、大毛巾、冰袋、热水袋及套、便器,必要时可备衣裤一套及屏风。

[实施]

操作流程	操作步骤	语言提示及操作要点
1 备热水	• 用水温计测水温	• 水温 32 ℃～34 ℃
2 核对	• 核对床号姓名、携备齐用物至老人床边	
3 协助排便	• 向老人解释,松开盖被,协助排便	
4 放置冰袋和热水袋	• 在老人头部放置冰袋 • 足底部放置热水袋	• 以协助降温并可防止擦浴时表皮血管收缩,血液集中到头部,引起充血 • 使老人舒适,促进下肢血管扩张,加速全身血液循环,有利于散热
5 协助老人脱去上衣	• 协助老人脱去上衣,露出一侧上肢,下垫大毛巾	
6 擦拭上肢及背部	• 将拧至半干的小毛巾缠在手上成手套式,以离心方向边擦边按摩,用大毛巾擦干皮肤,以同样的方式擦拭另一上肢及背部	
7 擦拭上下肢	• 为老人穿好上衣,同样的方法擦拭双下肢	
8 终末处理	• 穿好裤子,撤去大毛巾、热水袋 • 为老人盖好被子并整理床单位	• 如体温降至 39 ℃以下,应取下冰袋,让老人休息
9 洗手记录	• 洗手,30 分钟后测量体温并记录在体温单上	

注意事项(口述)

1. 养老护理员在擦浴的过程中应注意观察老人的情况,如老人有寒战、面色苍白、或脉搏、呼吸异常时,应立即停止操作,并报告给医生。

2. 为老人擦浴至颈部、腋窝、肘部、腹股沟、腘窝等大血管丰富处时,应稍加用力,停留时间稍长些以辅助散热。一般全部擦浴时间为 15～20 分钟,超过半个小时可发生继发性效应。

3. 禁止擦浴枕后、心前区、腹部、足底。由于这些部位对冷的刺激较敏感,冷刺激可引起反射性地心率减慢、腹泻等不良反应。

湿热敷

[目的]

常用于消炎、消肿、解痉、镇痛。

[操作前准备]

1. 养老护理员准备

着装整齐、洗手、戴口罩

2. 老人准备

向老人讲解操作目的、方法及配合要点,减轻老人紧张心理,取得其合作理解,并评估老人肢体活动度、皮肤完整性及身体状况。

3. 环境准备

关闭门窗、拉好窗帘,必要时屏风遮挡,环境宽敞整洁,温度和湿度适宜。

4. 用物准备

水盆(内盛 50 ℃～60 ℃热水)、暖水瓶 1 只、敷布 2 块、镊子 2 个、凡士林、纱布、棉签、棉垫、橡胶单、浴巾、热水袋 1 个。

[实施]

操作流程	操作步骤	语言提示及操作要点
1　核对	• 携备齐用物至老人床边、核对床号姓名	• "奶奶,您好,我东西准备好了,准备给您湿热敷,操作过程中如果您有不舒服的及时告诉我,请您配合下我好吗?"
2　体位	• 给老人取舒适体位,暴露老人需要热敷的部位,铺好橡胶单及浴巾	• "奶奶,我先看一下你的患处情况,现在给您铺好橡胶单及浴巾,防止弄脏您的床单。"

操作流程	操作步骤	语言提示及操作要点
3 涂凡士林	• 局部涂凡士林、盖纱布	
4 放敷布	• 将敷布浸于热水中,用镊子拧敷布至不滴水为度,抖开敷布用手腕掌侧试温度,如不烫手放于老人关节处。保持敷布时间适宜(上面可放置热水袋,并盖棉垫或用大毛巾包裹,以保持温度)	• "奶奶,您觉得这个温度可以吗?烫不烫呀?" • 如老人感到烫,可揭开敷布一角以散热
5 更换敷布	• 及时更换敷布	• 湿热敷时间为 15～20 分钟,每3～5 分钟更换一次敷布
6 观察	• 观察并询问老人有无不适,局部皮肤是否发红、起水泡等烫伤情况	• "奶奶,湿热敷的部位有没有不舒服的呀?局部皮肤挺好的,不用担心。"
7 处理	• 处理局部(调节水温,揭开敷布一角增加降温效果)	
8 取下敷布	• 热敷结束取下敷布,擦干局部皮肤,撤去用物	• "奶奶,时间到了,我帮您取下敷布,擦干净。给您安置一个舒适的体位,床头铃在旁边,你有事就按铃叫我,我先处理物品。"
9 安置体位	• 协助老人整体好衣裤,取舒适体位,整理床单位	
10 终末处理	• 脏水倒掉、敷布清洗消毒	
11 洗手记录	• 洗手,记录湿热敷的部位、时间及效果和反应	

注意事项

1. 应注意观察湿热敷部位皮肤的状况,防止烫伤。

2. 糖尿病、肾炎等血液循环障碍或感受异常的老人不可以使用湿热敷,以免发生意外。

3. 湿热敷时间不要超过 30 分钟。

体温、呼吸、脉搏、血压监测

[目的]

监测生命体征的变化情况。

[操作前准备]

1. **养老护理员准备**

着装整齐、洗手、戴口罩

2. **老人准备**

向老人讲解操作目的、方法及配合要点，心理状况、合作程度、健康知识以取得其合作理解，并评估老人全身情况：年龄、意识、病情及治疗情况；局部情况：皮肤黏膜状况、有无影响生命体征测量结果的因素（如测量前有情绪激动、运动、进食、洗澡、灌肠、冷热疗法等，应休息 30 分钟后再测）。

3. **环境准备**

环境温度和湿度适宜、宽敞整洁、光线充足、安静。

4. **用物准备**

治疗盘内备清洁干燥的容器放已消毒的体温计、盛有消毒液的容器、血压计、听诊器、表（有秒针）、弯盘、记录本和笔、纱布。

[实施]

体温测量

操作流程	操作步骤	语言提示及操作要点
1 检查体温表性能	• 检查体温表有无破损,将体温表刻度甩至 35 ℃以下,检查体温表的性能	
2 核对	• 核对床号、姓名,携备齐用物至老人床边	
3 体位擦净腋窝	• 协助取合适卧位,向其交代注意事项(口述) • 擦净腋窝	
4 夹紧体温表	• 嘱老人夹紧体温表	• 屈肘过肩
5 读数	• 10 分钟后查看体温表刻度并记录	• 测试时间为 10 分钟

脉搏、呼吸测量

操作流程	操作步骤	语言提示及操作要点
6 按压桡动脉	• 协助老人取合适体位,掌心向上 • 养老护理员将食、中、无名指的指端按在老人的桡动脉处,力度适中	• 指端按桡动脉压力的大小以能清楚触及脉搏的搏动为宜
7 计时	• 计时 30 秒	• 若发现有脉搏短绌,应两人同时分别测量,一人测心率,一人测脉搏,记录为心率/脉率/分
8 观察胸廓起伏	• 测脉搏后手指固定不动,观察老人胸部的起伏	
9 计时	• 计时 30 秒,记录	• 异常呼吸测 1 分钟,危重患者呼吸微弱不易观察时,可用棉花少许置鼻孔前,观察棉花吹动情况并计时

血压测量

操作流程	操作步骤	语言提示及操作要点
10 体位	• 协助老人取合适体位（坐位/卧位），露出一臂，衣袖卷至肩部，伸直肘部，手掌向上，肱动脉与心脏处于同一水平	• "奶奶，准备给您测血压了，您想躺着还是坐着测血压呢?"
11 打开血压计	• 放平血压计，打开盒盖，开启汞槽开关汞柱至零点，将血压计零点与心脏和肱动脉在同一水平，驱除袖带内气体，整理橡胶管（不扭曲），将袖带中部对肘窝，袖带下线距肘窝 2~3 厘米	• "奶奶，您觉得袖带缠的松紧合适么?"
12 缠袖带	• 袖带平整缠在上臂中部，松紧以能放下一指为宜	
13 放听诊器	• 一手触摸肱动脉搏动处后，将听诊器紧贴于肱动脉，一手稍加固定，关闭气门。	
14 充气、放气	• 充气（过程平稳）至肱动脉搏动音消失后再升高 30 mmHg，缓慢放气，每秒下降 4 mmHg	• "奶奶，您的血压是××mmHg。"
15 听搏动声	• 听诊器出现第一搏动音所指的读数为收缩压，搏动音变弱或消失所指读数为舒张压（口述）	• "奶奶，血压已经测量好了，现在帮您安置一个舒适的体位。床头铃放您枕边，有需要的话按铃，我会过来看您。您先休息，我去处理用物了。"
16 安置体位	• 放开气门，取下袖带，帮助老人整理衣袖，协助老人取舒适卧位，整理床单位。	
17 终末处理	• 正确处理用物，再次核对床号、姓名	• 驱除袖带内的气体，袖带卷平放入血压计盒内，右倾 45°关闭水银槽开关，关闭血压计盒盖
18 洗手、记录		

注意事项（口述）

1. 过于瘦弱、无法夹紧体温表者不宜测腋温。

2. 若发现有脉搏短绌，应两人同时分别测量1分钟，一人测心率，一人测脉搏，记录为心率/脉率/分。

3. 危重患者其呼吸微弱不易观察时，可用棉花少许置鼻孔前，观察棉花吹动情况，并计数。

4. 偏瘫老人应在健侧手臂测血压。

5. 测量肢体肱动脉、心脏、汞柱零点处于同一水平位。

洗 手

[目的]

消除手部的污垢和大部分暂住菌,切断通过手传播感染的途径。

[操作前准备]

1. 养老护理员准备

着装整齐、修剪指甲、取下手表、饰物,卷袖过肘

2. 环境准备

清洁、宽敞

3. 物品准备

流动水洗手设施、香皂或洗手液、干手物品。

[实施]

操作流程	操作步骤	操作要点
1 准备	• 将衣袖卷离腕关节 10 厘米以上,取下手表 • 打开水龙头,调节合适水流和水温	• 水龙头最好是感应式
2 湿润双手	• 充分浸湿,手涂抹洗手液或香皂	• 水温合适,水流不要过大
3 洗手	(1) 掌心相对,手指并拢相互揉搓 (2) 掌心对手背沿指缝相互揉搓,交换进行 (3) 掌心相对,双手交叉指缝相互揉搓 (4) 弯曲手指使指关节在另一掌心旋转揉搓,交换进行 (5) 一手握另一手大拇指旋转揉搓,交换进行	

(续表)

操作流程	操作步骤	语言提示及操作要点
	(6) 五个手指尖并拢在另一个掌心旋转揉搓,交换进行 (7) 握住手腕回旋摩擦,交换进行	
4 冲洗双手	• 在流动水下洗净双手	
5 擦干双手	• 在烘干机、毛巾或擦干纸擦干	

无菌持物钳使用方法

[目的]

用来夹取或传递无菌物品;不能直接接触病人,如换药等用途。

[操作前准备]

1. 养老护理员准备

衣帽整洁、修剪指甲、洗手、戴口罩

2. 环境准备

清洁、宽敞、明亮、半个小时内无人走动,无人打扫、操作台面清洁、干燥。

3. 物品准备

无菌持物钳、盛放无菌持物钳的容器。

[实施]

操作流程	操作步骤	操作要点
1 核对	• 核对无菌物品名称、有效期、灭菌标志包布是否干燥	• 无菌物品在有效期才可使用
2 取用持物钳	• 打开盛放无菌持物钳的容器盖,手持无菌持物钳上 1/3 处,闭合钳端,将钳移至容器中央,垂直取出,关闭容器盖	• 盖闭合时不可从盖孔中取放无菌持物钳 • 取放时,不可触及容器口边缘,也不可触及其他非无菌物品

(续表)

操作流程	操作步骤	操作要点
3　使用持物钳	• 保持钳端向下,在腰部以上、肩部以下视线范围内活动,不可放平或倒转向上	
4　放回持物钳	• 使用后闭合钳端,打开容器盖,垂直放入,再闭合容器盖	

注意事项(口述)

1. 取无菌持物钳的钳端要闭合,使用过程中始终保持钳端向下,不可触及非无菌区。

2. 严格执行无菌操作原则。

3. 到距离远处取物时,应将持物钳和容器一起移至操作处,就地使用。

4. 无菌持物钳一经污染应重新灭菌。

5. 不可用无菌持物钳换药或消毒皮肤,以防污染;不可用无菌持物钳夹取油纱布,防止油粘于钳端而影响杀毒效果。

6. 干存法保存,应 4 小时更换一次。

无菌容器的使用

[目的]

盛放无菌物品。

[操作前准备]

1. 养老护理员准备
衣帽整洁、修剪指甲、洗手、戴口罩

2. 环境准备
清洁宽敞、明亮、半个小时内无人走动,无人打扫、操作台面清洁、干燥。

3. 物品准备
无菌持物钳、盛放无菌持物钳的容器;无菌容器:无菌盒、罐、盘及储槽等。

[实施]

操作流程	操作步骤	操作要点
1 核对	• 核对无菌物品名称、有效期、灭菌标志	• 无菌物品在有效期才可使用
2 打开盖子	• 取物时,打开容器盖,内面向上置于稳妥处或拿在手中	• 防止污染盖的内面
3 取用物品	• 用无菌持物钳从无菌容器内夹取无菌物品	• 手不可以触及容器边缘及内面
4 关上盖子	• 取物后,立即将盖盖严	• 避免容器内无菌物品在空气中暴露过久 • 取物及关盖时不要跨越无菌区
5 手持容器	• 手持无菌容器时,应托住容器底部	

注意事项(口述)

1. 严格执行无菌操作原则。
2. 手不可触及无菌容器的内面及边缘。
3. 无菌容器应定期消毒,有效期 24 个小时。

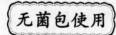

无菌包使用

[目的]

使用无菌包内物品保持无菌。

[操作前准备]

1. 养老护理员准备
衣帽整洁、修剪指甲、洗手、戴口罩

2. 环境准备
清洁宽敞、明亮、半个小时内无人走动、无人打扫、操作台面清洁、干燥。

3. 物品准备
无菌持物钳、盛放无菌包内物品的容器或区域;无菌包:内放无菌治疗巾、敷料、器械等。

[实施]

操作流程	操作步骤	操作要点
1 核对	• 核对无菌物品名称、有效期、灭菌标识、有无破损或潮湿	• 无菌包外标有名称及灭菌日期,如果过期或潮湿破损不可使用
2 打开包布	• 将无菌包放于清洁、干燥的操作台上,解开系带 • 将系带系好卷放于包布下,按原折叠顺序逐层打开无菌包	• 不可放在潮湿处,以防污染 • 打开包布时手不可触及包布内面
3 取出物品	• 取物时,用无菌持物钳夹取所需物品,放在准备好的无菌区	• 不可跨越无菌区
4 包扎	• 如果包布里还有其他无菌物品,将包布按原折痕叠好,系带横向扎好,并注明开包时间和日期	• 表示此包已经开过

注意事项(口述)

1. 严格执行无菌操作原则。

2. 打开包布时手只能触及包布四角的外面,不可触及包布的内面,不可跨越无菌面;包布内的物品未用完,应按原折痕包好,系带横向扎好,注明开包日期及时间,在24小时内使用。

3. 如包布内物品超过有效期,被污染或包布受潮,则需重新灭菌才能使用。

为老人房间消毒

[目的]

预防疾病,切断传染病传播途径。

[操作前准备]

1. 养老护理员准备
着装整齐、洗手、戴口罩

2. 老人准备

做好解释工作,协助活动老人离开要消毒的房间,或做好不能活动老人的保护工作。

3. 环境准备

环境清洁宽敞、干燥平坦,停止清洁工作,减少走动,避免尘埃飞扬。

4. 物品准备

脸盆1个,抹布1张,拖把1把,已配制好的消毒液一桶。

[实施]

操作流程	操作步骤	操作要点
1 核对	• 核对床号、姓名	
2 做好解释工作	• 能活动的老人需要在护理员的陪伴下离开房间,安置在一个安全、温暖的地方,防止走失或者摔倒; • 活动不便者,为其戴口罩,并嘱其闭上眼睛或用眼罩	• 安置老人的环境要安全,最好有人陪伴 • 消毒液具有挥发性,会刺激皮肤和眼睛
3 浸泡物品	• 向脸盆内倒入适量配置好的消毒液 • 将需浸泡消毒液的物品,如餐具、老年人使用的物品等先清洗干净、擦干后放入消毒液中 • 记录浸泡开始时间	• 消毒前,物品清洗干净,才能达到良好消毒效果
4 擦拭物品	• 用抹布蘸取桶内消毒液对家具、墙面、窗台进行擦拭	• 物品浸泡消毒时间长短会影响消毒效果
5 消毒地面	• 用拖布蘸取消毒液拖地	
6 整理用物	• 将浸泡的物品取出,用清水刷洗干净后晾干,将剩余消毒液倒入水池	
7 开窗通风	• 开通窗户30分钟 • 扶老人回房间	
8 处理用物	• 脸盆、抹布、桶清洗干净、消毒后晾干,拖把清洗干净晾干	

注意事项（口述）

1. 消毒液对金属有腐蚀作用，对织物有漂白作用，故不宜用于金属制品、有色衣服、油漆家具的消毒。

2. 浸泡物品时，应打开物品的轴节或盖套，管腔内要灌满消毒液，浸泡时间 30 分钟。

3. 工作中，注意老人和养老护理员自身保护。

配置消毒液

［目的］

消毒老人常用物品和居住环境。

［操作前准备］

1. 养老护理员准备

着装整齐、洗手、戴口罩

2. 环境准备

环境清洁宽敞、干燥，停止清洁工作，减少走动，避免尘埃飞扬。

3. 物品准备

量杯、消毒剂（是否在有效期内）、清水、塑料桶（有无痕迹、破损）、标签、笔、手套。

［实施］

操作流程	操作步骤	操作要点
1　计算	• 研读消毒剂说明书，根据消毒物品种类确定浓度来配置消毒液 • 计算清水和消毒剂量	
2　量取清水	• 用量杯取所需要的清水并倒入桶内 • 使用量杯时，将量杯放在水平的平面上，操作者双眼视线与量杯刻度线平齐，将液体缓慢注入量杯中，当液体平面与所需刻度线平齐后，停止注入	

(续表)

操作流程	操作步骤	操作要点
3 放消毒剂	• 按所配制浓度要求将所需消毒剂放入桶中	
4 充分混合	• 搅拌液体,将消毒剂充分与清水混合	
5 贴标签	• 在桶盖上著名消毒液名称、浓度及配置时间 • 盖好桶盖	
5 终末处理	• 手套丢入黄色感染性医疗垃圾箱,量杯清洗干净	• 防止挥发,影响消毒效果

注意事项(口述)

1. 由于消毒液有刺激性和腐蚀性,所以配制时须戴好口罩、橡胶手套。

2. 为保证消毒液的消毒效果,消毒液尽量现用现配,保存于密封容器内,置于阴凉、干燥、通风处。

手掌轻度烫伤老人初步处理

[目的]

减轻烫伤老人的疼痛和皮肤损伤。

[操作前准备]

1. 养老护理员准备

着装整齐、洗手、戴口罩

2. 老人准备

脱离烫伤源

3. 用物准备

冬天备流动的冷水、水桶一个,夏季备冰块或冰水(冷水也可),无菌敷料、绷带、绷带或干净布条,剪刀、无菌持物钳。

[实施]

操作流程	操作步骤	语言提示及操作要点
1 脱离烫伤源	• 协助老人脱离烫伤源	• 如果衣袖黏粘在烫伤部位,用剪刀剪开,不能直接用力拉扯 • 评估老人烫伤的程度
2 冷处理	• 立刻将烫伤处放入装满冷水的桶中或拧开水龙头让流动水冲烫伤处 • 浸水或冲水时间为 20～30 分钟,以手掌离开水不感疼痛为止 • 嘱咐老人活动下手指	

（续表）

操作流程	操作步骤	语言提示及操作要点
3　包扎	• 夹取无菌纱布轻轻擦干烫伤的手 • 在烫伤部位放上敷料，并用绷带包扎 • 嘱咐老人活动下手指末端 • 护送老人去医院做进一步处理	• 询问老人是否包扎过紧
4　进一步 处理	• 做好记录	

注意事项（口述）

1. 老人烫伤时应立即离开烫伤源，终止烫伤。
2. 离开烫伤源后脱去衣服时不能强扯。
3. 要保护好创面。
4. 不能擅自在创面上涂抹药物。

老人的噎食处理

［目的］

协助老人将异物排出，解决呛咳、呼吸困难等症状，促进老人舒适。

［操作前准备］

1. 养老护理员准备
着装整齐、洗手
2. 用物准备
汤匙、筷子

［实施］

操作流程	操作步骤	语言提示及操作要点
1　判断病情	• 老人进食时突然不能说话，表情痛苦，用手按住胸前，并用手指口腔，初步诊断为老人噎食 • 大声向旁人呼救	• 部分气道阻塞，老人可能出现剧烈咳嗽或伴间歇哮鸣音

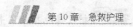
（续表）

操作流程	操作步骤	语言提示及操作要点
2 取出口腔中异物	• 用手或汤匙取出口咽中食物或异物 • 解开领口	• 老人因紧张、害怕或病情发生噎食时可能牙关紧闭或抽搐，可用筷子、汤勺柄来撬开口腔取出食团或异物 • 减轻气道压迫
3 腹部冲击	• 清醒老人处理方法： 抢救者站在老人背后，一手握拳，拇指掌关节突出点叩嘱老人腹部正中线脐上部位，另一只手压在拳头上，连续快速向内、向上推压冲击6～10次 • 意识昏迷老人处理方法： 老人采取平卧位，头偏向一侧抢救者骑跨老人髋部，按上述法推压冲击脐上部	• 腹部冲击原理：快速冲击腹部，腹压迅速增大，膈肌上抬，气道中空气被迫排出，使阻塞在气道的异物随排出的气体而排出体外 • 冲击力量适中，以免造成肋骨骨折或内脏损伤。部分老人由于骨质酥松，更容易导致肋骨骨折
4 协助送医院	• 急救时严格观察老人病情，必要时送医院就医	
5 记录	• 记录老人噎食发生时间、原因、临床表现、采取急救措施	

注意事项（口述）

1. 老人发生噎食时，要迅速判断病情就地抢救。
2. 腹部冲击时，冲击力量适中，以免造成肋骨骨折或内脏损伤。

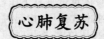

［目的］

用人工的方法，使患者迅速建立有效的循环和呼吸，恢复全身血氧供应，防止加重脑缺氧，促进脑功能的恢复。

[操作前准备]

1. 养老护理员准备

着装整齐、洗手、戴口罩

2. 用物准备

模拟人、简易呼吸器、硬板床或硬板、弯盘、纱布2块、笔、记录单。

[实施]

操作流程	操作步骤	语言提示及操作要点
1 脱离危险环境	• 协助病人脱离危险环境 • 将病人放在复苏体位,至于地面或硬木板上	• 头部、颈部和躯干要在一条线上
2 判断意识	• 轻拍双肩,同时俯身呼叫,判断有无意识,若无意识,口述:"意识丧失",高声呼救并寻求他人帮助。	
3 判断动脉搏动	• 触摸颈动脉,同时观察呼吸 • 右手食指、中指并拢从气管正中环状软骨滑向近侧颈动脉搏动处,判断时间5~10秒	• 口述"101,102,103,104,105,……大动脉搏动消失"
4 胸外心脏按压	• 解开衣领、裤腰带 • 抢救者站在或跪于患者一侧 • 部位:暴露按压部位。在胸骨中、下1/3交界处(男性:两乳头连线与胸骨交叉中点或食指),目测定位 • 姿势:双手叠加,十指相扣,以下方一手掌根部接触按压部位,双臂位于患者胸骨的正上方,双肘关节伸直;以髋关节为支点,身体重量垂直下压,压力均匀,不可冲击式按压,抬起时手掌根不能离开按压位置;按压时观察患者面部反应 • 按压频率100次/分以上,按压与放松时间之比为1:2,放松时间掌跟不离开胸壁 • 按压深度5厘米以上,每次按压后胸廓完全弹回,保证按压与抬起时间基本相等	• 按压部位在胸骨,偏离胸骨或按压过猛可能导致肋骨骨折 • 有利于呼吸道通畅

（续表）

操作流程	操作步骤	语言提示及操作要点
5　打开气道	• 检查口腔和鼻腔有无分泌物或异物，纱布包扎手指，去除口腔义齿或异物 • 开放气道方法 仰头提颏法：手掌外缘至与患者前额，向后下方施力，使头往后仰，另一手示指置于下颌骨下方向上抬起，下颌角与耳垂连线和身体水平面成 90° 仰头抬颈法：一手抬起患者颈部，另一手以小鱼际置于患者前额，使其头后仰，颈部上托 双下颌上提法：抢救者双肘置于患者头部两侧，双手示、中、无名指放在患者下颌角后方，向上或向后抬起下颌在患者口鼻部盖一层纱布/隔离膜	• 使舌根上提，解除舌后坠保持呼吸道通畅 • 注意手指不要压向颌下软组织深处，以免阻塞气道 • 头、颈部损伤者禁用 • 头、颈部损伤者禁用
6　人工呼吸	• 口对口人工呼吸：吸一口气，操作者的口唇严密包裹患唇，平稳的吹气，在保持呼吸道通畅情况下，将气体出入患者的口腔到肺部，使胸廓抬起。吹气后，口唇离开，并松开捏紧鼻孔的手指，使气体呼出，观察胸廓起伏，并进行第二次吹起 吹气时间大于 1 秒，不超过 2 秒，每次吹气量 500～600 mL • 持续 2 分钟高效的心肺复苏，以心脏按压：人工呼吸 30：2 的比例进行，操作 5 个周期	• 防止交叉感染 • 当肺和胸廓自行回缩将气体排出
7　判断心肺复苏是否有效	• ① 能触及大动脉搏动，血压维持在 60 mmHg 以上 ② 口唇、面色、甲床等颜色渐渐转为红润 ③ 瞳孔变小 ④ 逐渐恢复自主呼吸，观察到胸廓起伏，或贴近病人鼻部感受呼吸的气流	
8　进一步生命支持	• 心肺复苏成功，做进一步生命支持，送往医院医治	

注意事项（口述）

1. 口对口人工呼吸，吹气量不宜过大，胸廓稍起伏即可。过长可引起胃扩张、胃胀气、呕吐。吹气时注意患者气道是否通畅，胸廓是否被隆起。

2. 人工呼吸和胸外心脏按压应严格遵循吹起和按压比例操作，吹起和按压次数过多和过少均会影响复苏的成败。

3. 胸外按压的位置必须准确。不能损伤其他脏器。按压力度要适宜，过大过猛容易引起胸骨骨折，导致气胸血胸，按压过轻，胸腔压力小，不足以推动血液循环。

4. 胸外心脏按压必须是在患者心脏停止跳动下才能执行。

5. 实施心肺复苏前需将患者衣扣及裤袋松开，以免损伤内脏。

对上肢前臂外伤少量出血并疑似有骨折的老人进行初步处理

[目的]

制动减少老人的疼痛；避免损伤周围组织、血管、神经。

[操作前准备]

1. 养老护理员准备
着装整齐、洗手、戴口罩

2. 用物准备
治疗盘中放置：无菌敷料、棉球盒（或干净手绢、毛巾）、等渗盐水、无菌镊子罐（含镊子）、绷带、胶布、棉垫（或布片、毛巾）、夹板（或书卷、木棍、竹竿等代用品）、弯盘

3. 环境准备
环境安全，光线适宜。

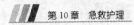

［实施］

操作流程	操作步骤	语言提示及操作要点
1　止血	• 检查伤口、有无异物 • 夹取无菌棉球盖在伤口,加无菌敷料压在棉球上,或用无菌敷料直接盖在伤口,用手直接压迫止血 • 再用胶带固定敷料 • 用绷带环形包扎	• 敷料超过伤口周围至少 3 厘米
2　固定	• 前臂置于功能位(屈肘位) • 用四块夹板固定 　分别置于前臂内侧、外侧和前后两侧 • 夹板与前臂之间加棉垫或毛巾包裹 • 用绷带固定夹板,在前臂外侧边打结	• 夹板的长度超过肘关节及腕关节 • 固定绷带松紧合适,不影响血液循环 • 先固定骨折上端(近心端),再固定骨折下端(远心端),绑带不要系在骨折处
3　使用三角巾	• 将三角巾一角置于健侧部过肩于背部,伤臂屈肘放在三角巾中部,另一底角包绕伤臂反折至伤侧肩部,两底角在颈部侧方打结,将前臂悬吊于胸前 • 指端露出,检查末梢血液循环	
4　嘱咐患者	• 观察远端肢体颜色、感觉及有无其他不适 • 嘱咐患者安静休息,如有不适,按床头铃	

注意事项(口述)

1. 将患者置于适当位置,就地施救。

2. 夹板与皮肤、关节、骨突出部位之间加衬垫,固定时操作要轻。

3. 先固定骨折的上端(近心端),再固定下端(远心端),绑带不要系在骨折处。

4. 尽可能在前臂损伤部位的两侧放置夹板固定,以防止肢体旋转及避免骨折断端相互接触。

5. 固定后应置于功能位，上肢为屈肘位，下肢呈伸直位。

6. 应露出指端，便于检查末梢血运。

上臂肘关节绷带"8"字包扎技术

[目的]

用于关节固定，使肢体保持功能位置。

[操作前准备]

1. 养老护理员准备

着装整齐、洗手、戴口罩

2. 用物准备

治疗盘中放置：无菌敷料、棉签、碘伏、生理盐水、3～4 卷绷带、胶布、弯盘、无菌镊子罐（含镊子）、剪刀、治疗碗、无菌棉球

3. 环境准备

环境安全，光线适宜。

[实施]

操作流程	操作步骤	语言提示及操作要点
1 处理伤口	• 检查伤口、有无异物、老人的意识、有无其他部位受伤 • 安置老人舒适体位（坐位或平卧位，置患处于功能位） • 用生理盐水棉球清洗伤口 • 若有伤口破损者，用碘伏棉签消毒破损处	• 询问老人不适 • 至少消毒两遍，由中心向四周消毒 • 无菌镊子不可用于换药
2 包扎	• 无菌敷料覆盖伤口，胶布粘贴 • 一手托着老人手臂放置功能位，用绷带自远心端开始包扎 • 开始包扎方法正确（环绕两周），肢体螺旋形包扎方法正确 　肘关节处"8"字包扎	• 由远端到近端、松紧合适、整齐、美观 • 包扎时后一周应压前一周的 1/3～1/2 • 打结部位避免在伤口及隆突处

操作流程	操作步骤	语言提示及操作要点
	• 包扎结束时环绕2周固定 • 包扎完毕固定正确 胶布粘贴或撕开绷带末端在肢体外侧打结	
3 嘱咐患者	• 三角巾悬吊抬高患肢 • 询问患者感受，感觉及有无其他不适 • 送老人去医院进一步处理	

注意事项（口述）

1. 包扎时用力均匀，动作轻快、熟练。
2. 包扎牢固、舒适、整齐、美观。

对突发脑出血老人的初步急救

[目的]

对突发脑出血老人进行急救初步处理，提高生存率。

[操作前准备]

就用物准备。

1. 用物准备

冷毛巾、开口器、压舌板、纱布（吸痰机、吸氧设施，养老机构若配备可用）。

[实施]

操作流程	操作步骤	语言提示及操作要点
1 摆放体位	• 保持镇静，让患者取平卧位，避免因震动加重病情	• 在刚发病的急性期内尽量不要搬动，不要进行非急需的检查 • 这时搬动病人，会促使其脑内继续出血，加重病情

操作流程	操作步骤	语言提示及操作要点
2 保持呼吸道通畅	• 将其头偏向一侧,以防痰液、呕吐物吸入气管,若流出不畅,可用纱布或手帕从口中挖出 • 喉头痰液可用橡皮管接上注射器,用针筒抽吸 • 若出现舌头后坠、呼吸鼾声大,可用手将下颌托起 • 当老人出现抽搐时,可用开口器缠上纱布,塞入老人臼齿之间,以防舌头被咬伤 • 给病人解开衣领、裤带 • 有条件者给老人勤吸痰、吸氧	• 脑出血病人由于咳嗽和吞咽反射减弱或消失,致使呼吸道分泌物增多,而不能咳出;呕吐物及咽喉部分泌物也可流入气管引起呼吸困难、呼吸道阻塞,从而发生脑缺氧 • 开口器缠上纱布,防止损伤牙龈 • 必要时将上衣用剪刀剪开,以减少对呼吸的阻力
3 减少出血	• 用冷毛巾或冰袋盖在老人头部	• 促进血管收缩,减少出血
4 保持空气流通	• 保持室内空气流通,天冷时要注意保暖天热时要注意降温	
5 处理大小便	• 患者大小便失禁时,应就地处理	• 不可随意移动患者身体,以防脑出血加重
6 转运老人	• 拨打120电话,当患者老人病情稳定送将往医院,车辆应尽量平稳行驶,以减少颠簸震 • 观察病情	• 并严密观察病人的意识、瞳孔、呼吸、脉搏及血压的变化

注意事项(口述)

1. 所有动作均平缓进行,避免剧烈搬动、摇晃老人
2. 及时送往医院,搬动病人时,让其平卧。

冠心病的预防与指导

[目的]

指导老人预防冠心病,帮助冠心病老人在生活中做好疾病的自我管理。

[操作前准备]

1. 养老护理员准备
着装整齐、洗手
2. 老人准备
评估老人病情
3. 环境准备
环境温度和湿度适宜、宽敞整洁。

[实施]

操作流程	操作步骤	操作要点
1 核对	• 核对床号、姓名 • 评估老人病情	
2 帮助养成良好的饮食习惯	• 调节饮食减轻体重 (1) 低脂、低糖、低胆固醇饮食 (2) 进食高纤维食物,保持大便通畅 (3) 少食多餐,吃得不宜过饱 (4) 少饮浓茶咖啡 (5) 少吃辛辣刺激食物	• 便秘会诱发冠心病 • 吃的过饱会诱发冠心病

操作流程	操作步骤	语言提示及操作要点
3 戒烟戒酒	• 建议老人戒烟戒酒,讲解烟酒对身体危害	
4 保持良好心情	• 避免神经紧张,多与老人沟通,有针对性对老人进行心理辅导 • 保证良好睡眠质量	• 神经紧张,导致血管收缩,导致心肌缺血 • 睡眠不好,老人血压升高
5 适当运动	• 根据老人心功能、身体耐受程度,制定合理的活动计划	• 老人活动中感到心悸、胸痛立即停止活动
6 积极治疗相关疾病	• 遵医嘱服药 • 控制好糖、血脂、血压	
7 随身带急救药和病历卡	• 外出时随身携带急救药物和病历卡,以便外出不能自救时,别人可以帮助急救 • 尽量在家和外出时,都有人陪伴	
8 保暖	• 冬天尽量减少外出,晨练时间推迟	• 感冒等感染会诱发心脏病

糖尿病老人的健康教育

[目的]

指导糖尿病老人从饮食、运动、用药、病情监测等方面来控制好血糖,预防糖尿病并发症,提高老人生活质量。

[操作前准备]

1. 养老护理员准备
着装整齐、洗手

2. 老人准备
评估老人病情

3. 环境准备
环境温度和湿度适宜、宽敞整洁、安静。

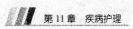

[实施]

操作流程	操作步骤	操作要点
1 核对	• 核对床号、姓名 • 评估老人病情	
2 饮食指导	• 糖尿病饮食原则 　(1) 控制理想体重 　(2) 少食多餐,目的降低血糖 　(3) 清淡少油,低盐低脂低胆固醇饮食,尽量不吃甜食 　(4) 多吃蔬菜,尤其是绿叶蔬菜 　(5) 水果限量进食 　(6) 鼓励老人多饮水	• 饮食可分配成:早餐 1/3、中餐 1/3、晚餐 1/3 或早餐 1/5、中餐 2/5、晚餐 2/5 • 食用油进食过多,增加心血管并发症危险 • 增加饱腹感,减少糖水化合物摄入,有利于控制血糖 • 水果含糖量高 • 糖尿病人排尿多,机体渗透压高容易口渴,需要补充大量水分
3 运动指导	• 坚持运动锻炼如慢跑、散步、太极拳等有利于防止肥胖,增加周围组织对胰岛素的敏感,促进葡萄糖的利用。 • 最好安排餐后 30～60 分钟内,选择合脚运动鞋	• 运动量的评估指标 　(1) 运动量适宜:运动后有微汗稍感乏力 　(2) 运动量过大:运动后大汗、胸闷气短,休息几分钟脉搏未恢复,次日周身乏力 　(3) 运动量不足:运动后无汗,无发热感,脉率无变化或休息 2 分钟内恢复
4 用药指导	• 遵医嘱服药,观察用药反应,有无胃肠道、低血糖反应	
5 血糖监测	• 定期监测血糖,遵医嘱复查肝肾功能,每隔 2～3 月去医院检查糖化血红蛋白 A1	
6 减少和预防并发症发生	• 保持全身和局部清洁,最重要部位是足部、口腔、会阴等部位 • 有呼吸道、皮肤等感染及时就医	• 指导老人勤修剪指趾甲,指甲修剪平齐,皮肤瘙痒勿乱抓,选择合脚舒适鞋子

高血压老人的健康教育

[目的]

指导老人预防高血压,帮助高血压老人养成良好饮食生活等习惯,正确服药,控制好血压预防并发症。

[操作前准备]

1. 养老护理员准备
着装整齐、洗手

2. 老人准备
评估老人病情

3. 环境准备
环境温度和湿度适宜、宽敞整洁、安静。

[实施]

操作流程	操作步骤	操作要点
1 核对	• 核对床号、姓名 • 评估老人病情	
2 提高对该病认识	• 向老人讲解高血压发病机制和诱发因素及危害	• 与遗传、神经精神、钠过多、肥胖、吸烟、饮酒过度等因素有关
3 改变不良生活方式	• 减轻体重 • 限制饮酒量 • 限制钠盐摄入 • 戒烟戒酒 • 健康饮食习惯,多进食水果、蔬菜、鱼类,减少脂肪摄入 • 坚持运动锻炼如慢跑、散步、太极拳等有利于防止肥胖 • 保持愉快心情	• 精神紧张导致血压升高
3 坚持服药	• 长期服药、规律用药、联合用药	• 经常停药,导致血压控制不稳定,会增加对靶器官的危害

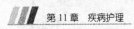

(续表)

操作流程	操作步骤	操作要点
4 特殊教育	• 预防直立位低血压,建议老人起床后至少静卧 30 秒,再慢慢坐起,然后采取双小腿下垂姿态至少静坐 30 秒,再慢慢站立,站立后最好手扶桌椅或其他固定物站立 30 秒后再活动 • 老年人高血压症状不典型,告知临床表现是否严重与血压高低不成比例,要引起重视 • 老年高血压波动大,晨起若血压急剧升高,要警惕心脑血管病的发生 • 定期监测血压、血糖、体重、做心电图、B 超检查等	
5 健康教育 形式多样	• 随机性教育 • 家庭式教育 • 示范和指导相结合	• 教育个性化,针对实际问题给予指导 • 对老人和家属进行疾病教育,通过家庭支持,提高老人的依从性 • 教会老人自我检测血压,学会使用血压计

参考文献

[1] 李小寒,尚少梅.基础护理学(第5版)[M].北京:人民卫生出版社,2012.

[2] 辛胜利.国家职业技能鉴定——养老护理员(初级)[M].北京:中国劳动社会保障出版社,2013.

[3] 邓宝凤.国家职业技能鉴定——养老护理员(中级)[M].北京:中国劳动社会保障出版社,2013.

[4] 张继英.国家职业技能鉴定——养老护理员(初级)(中级)[M].北京:中国劳动社会保障出版社,2013.

图书在版编目(CIP)数据

老年护理技能指导用书 / 孙昌仙,裘云主编. — 南京 : 南京大学出版社,2014.11
ISBN 978-7-305-14253-6

Ⅰ. ①老… Ⅱ. ①孙… ②裘… Ⅲ. ①老年医学—护理学—高等职业教育—教材 Ⅳ. ①R473

中国版本图书馆 CIP 数据核字(2014)第 263615 号

出版发行	南京大学出版社
社　　址	南京市汉口路 22 号　　　邮　编　210093
出 版 人	金鑫荣

书　　名	**老年护理技能指导用书**
主　　编	孙昌仙　裘　云
责任编辑	陆　燕　王抗战　　　编辑热线　025 - 83596997
照　　排	南京南琳图文制作有限公司
印　　刷	南京人民印刷厂
开　　本	787×960　1/16　印张 5　字数 88 千
版　　次	2014 年 11 月第 1 版　2014 年 11 月第 1 次印刷
ISBN	978 - 7 - 305 - 14253 - 6
定　　价	14.00 元

网址：http://www.njupco.com
官方微博：http://weibo.com/njupco
官方微信号：njupress
销售咨询热线：(025) 83594756